DE

L'EMPLOI THÉRAPEUTIQUE

DES CHAMPIGNONS VÉNÉNEUX

CONTRE LE CHOLÉRA

LA MALADIE DE BRIGHT ET LES FIÈVRES INTERMITTENTES

PAR

LE DOCTEUR EUGÈNE CURIE

———

Dans la séance de la Société du 19 mars 1866, publiée dans le Bulletin du 1er juin 1866, j'ai présenté quelques considérations sur le traitement du choléra par le tartre stibié et sur son traitement par les champignons vénéneux.

J'ai dit : que le traitement par le tartre stibié m'avait donné des résultats à peu près identiques à ceux que donnent tous les traitements connus et non perturbateurs.

Quant au traitement par les champignons vénéneux, je n'ai pu en citer qu'un seul cas que j'ai traité par l'ergot de seigle et qui s'est terminé par la mort.

Ce cas malheureux, ai-je dit, ne prouve rien contre

1867

l'action curatrice des champignons vénéneux dans le choléra. Car il resterait à examiner : 1° si je n'avais pas commencé le traitement trop tard ; 2° si l'ergot de seigle a la même action que les autres champignons vénéneux ; 3° si l'ergot de seigle est toujours actif.

J'avais choisi l'ergot de seigle parce qu'il se trouvait sous ma main et qu'il ne m'était pas possible de me procurer d'autres champignons. D'ailleurs, en lisant le mémoire de M. Bonjean sur l'ergot, j'avais été frappé d'une action particulière sur la crête des coqs qui devenait noire ; fait physiologique qui se rapprochait beaucoup des symptômes cholériques de la circulation et qui m'avait ainsi encouragé à faire l'épreuve.

Les questions qui se rapportent au seigle ergoté semblent vouées à l'incertitude. Longtemps on s'est demandé si c'était bien un champignon. Aujourd'hui on dit oui ; mais ce qui est malheureusement très-certain, c'est l'inconstance de son action. Soit qu'elle dépende du moment de la récolte, soit qu'elle tienne à une dessication trop forte nécessitée par la difficulté de conserver cette production pour peu qu'elle ne soit pas sèche.

Quoi qu'il en soit, j'ai fait des expériences sur les animaux et je dois dire que je n'ai guère réussi à développer des symptômes toxiques. Non-seulement je n'ai pas pu noircir la crête d'un coq, mais je ne l'ai pas pu tuer avec *trente* grammes d'ergot concassé et mêlé avec de la mie de pain.

Il résulte donc de ceci que l'action de l'ergot est inconstante, que probablement certains ergots, et entre autres celui que j'avais donné à mon malade, sont inactifs, dénués de principes toxiques, et qu'en conséquence on peut réduire à néant mon observation au point de vue de l'action des champignons vénéneux dans le choléra. Elle ne doit compter ni pour ni contre.

En l'année 1866 j'ai eu moins de cholériques à soigner; j'en ai eu deux pourtant. Le premier cas se rapporte à une femme à laquelle j'ai administré un champignon que j'avais cru vénéneux et que malheureusement je constatai en même temps ne l'être pas. C'était avant la saison où croissent les agarics bulbeux. Je ne le cite que pour ne rien omettre. Mais il ne doit pas compter non plus dans la question.

Le deuxième cas dans lequel l'action du champignon m'a paru évidente se rapporte à un homme qui a guéri. Malheureusement, au point de vue de la conclusion à en tirer, l'observation n'est pas simple, en ce sens que le malade, muni de mes instructions de l'année précédente, avait pris du tartre stibié, et comme la chaleur était revenue, j'avais persisté d'abord dans son emploi. Le troisième jour il fut pris d'un délire subit, symptôme considéré en général comme fort grave, si ce n'est comme funeste. Il fut guéri par l'emploi de la teinture d'agaric bulbeux à la dose de quinze grammes par jour.

Malheureusement encore, je suis obligé de citer cette observation de mémoire, n'ayant pu la retrouver dans mes papiers.

Pour le moment je désire attirer l'attention de mes confrères sur le traitement de la maladie de Bright par les champignons vénéneux.

Au premier abord il peut paraître assez étrange de voir le choléra et la maladie de Bright associés ensemble dans un même traitement. Cependant, si l'on veut bien se reporter aux auteurs, on trouvera que dans la convalescence du choléra on a constaté de l'albumine dans les urines. A cela j'ajouterai que j'ai constaté ce fait, j'ignore s'il l'a été par d'autres : que les reins chez les cholériques présentent la même altération caractéristique que la maladie de Bright, c'est-à-dire la destruction plus ou moins complète des glomérules de Malpighi. Cette destruction, qui amène une altération dans les fonctions urinaires et dans la qualité de l'urine rendue, rend parfaitement compte, associée à la destruction concomitante des cellules hépatiques, de la grande gravité des accidents de la période de réaction du choléra.

J'ai constaté chez une jeune femme, qui avait résisté pendant quinze jours au choléra, que cette destruction des glomérules du rein était absolue. Jusqu'à quel point, dans ce cas, peut-on espérer une guérison ? Jusqu'à quel point les vésicules du rein peuvent-elles se réparer ? C'est une question qui exige des observations nombreuses et des expériences que je ne suis pas en mesure de faire pour le moment.

Quoi qu'il en soit, ayant expérimenté l'action des champignons vénéneux, (espèces *agaric bulbeux* ou *ammanite bulbeuse*, *oronge ciguë*, etc.), j'ai constaté leur innocuité chez le lapin ; mais leur action toxique sur les chats, chez lesquels j'ai produit les altérations susdites des reins : dégénérescence granulo-graisseuse des cellules épithéliales des tubuli et des glomérules, et finalement destruction complète de ces derniers.

La constatation chez les chats de cet effet pathogénétique sur les reins est une consécration de plus de l'homœopathicité de cette substance contre le choléra, qui présente ces mêmes lésions. J'ai dit, dans le travail cité ci-dessus, que la plupart, si ce n'est tous les symptômes du choléra me paraissaient dépendre d'une lésion des fonctions du système du grand sympathique, amenant la contraction des vaisseaux capillaires et l'arrêt consécutif de cette circulation.

Ce phénomène physiologo-pathologique me paraît être le même dans la maladie de Bright. Je crois que dans cette maladie la congestion du rein n'est nullement le phénomène initial, mais bien le phénomène réactionnel ; que le premier phénomène, c'est l'arrêt de la circulation, sous l'influence duquel les vésicules s'altèrent, deviennent incapables de remplir leur fonction, et dont la conséquence est l'altération de la sécrétion urinaire, la rétention de certains matériaux dans le sang, et la filtration anormale de l'albumine dans l'urine. Le gonflement des reins ne serait qu'un phénomène consécutif, peut-être de réparation, qui dans la maladie de Bright ou forme chronique, alternerait avec l'arrêt de circulation qui ne serait qu'incomplète, peut-être même qu'intermittente.

Quoi qu'il en soit, qu'on admette ou non cette théorie, ce qui est acquis, c'est que les champignons vénéneux amènent la destruction des glomérules de Malpighi et l'altération granulo-graisseuse de leurs cellules épithéliales et de celles des tubuli.

En conséquence, d'après la loi de similitude, j'étais conduit à expérimenter leur action contre la maladie de Bright.

Les deux observations qui suivent font foi que la loi

d'homœopathicité trouve encore ici une heureuse application.

Je joins à ces deux observations une observation de fièvre larvée, avec hypertrophie de la rate et albuminurie, et j'ajouterai que j'ai quelques raisons pratiques et théoriques de penser qu'il y a lieu de songer aussi à ce médicament dans les fièvres intermittentes. J'y reviendrai en temps et lieu.

Maladie de Bright, traitée par les champignons vénéneux.

PREMIÈRE OBSERVATION.

1866. Verly. Rouleur de charbon, au service municipal des eaux de la ville de Paris.

Antécédents : en 1864, au mois d'octobre, il a eu des maux de reins que j'ai attribués alors à un effort musculaire.

La même année, au mois de novembre, il fut pris d'une sciatique gauche qui dura plusieurs mois ; je l'ai traitée au début, puis il reste trois mois à l'hôpital.

En 1865, il fut pris au mois d'octobre d'une attaque de choléra, que j'ai relatée dans mon travail parmi les cas de choléra légers ou douteux.

En 1866, au mois d'avril, il eut des névralgies dans les oreilles.

Enfin, le 1er novembre 1866, étant appelé pour le voir, je constate qu'il a de l'œdème à la figure, de l'enflure aux jambes, et les urines très-rares. Il n'en rend que cent grammes en vingt-quatre heures : elles contiennent une forte proportion d'albumine, qu'on peut estimer à la quantité proportionnelle de deux grammes par litre.

Ce malade, désirant être soigné à l'hôpital, entre le 2 novembre à la Charité, au n° 11 de la salle Saint-Jean-de-Dieu ; il en sort le 19 décembre de la même année, et va passer quinze jours à l'hospice de convalescence de Vincennes.

Le 8 janvier 1867, il vient se remettre entre mes mains. Pendant son séjour à l'hôpital, les urines sont devenues plus abondantes et l'enflure a disparu en grande partie, presqu'en totalité, car il ne lui reste qu'un peu d'œdème de la face.

Cependant le malade se trouve toujours faible et il est oppressé, hors d'état de faire le moindre travail.

L'urine est assez abondante, peut-être trop, et contient deux grammes cinquante d'albumine par litre, pesés à la balance de précision. Le poids spécifique est de 1008.

Au microscope on constate des débris de tubes ainsi que des cellules épithéliales ayant subi la dégénérescence granulo-graisseuse, et réfractant fortement la lumière, des corps difficiles à caractériser, probablement des débris de cette substance dite colloïde. Je prescris cinq grammes par jour de *teinture d'agaric bulbeux*.

21 janvier. Il se trouve mieux, la figure est moins enflée. Il sent toujours un point de côté à gauche. L'appétit revient, il sent les forces croître ; l'urine est plus colorée, il en rend un litre par jour : *teinture d'agar*, six grammes par jour.

29 janvier. Va mieux ; il se sent plus fort, la figure

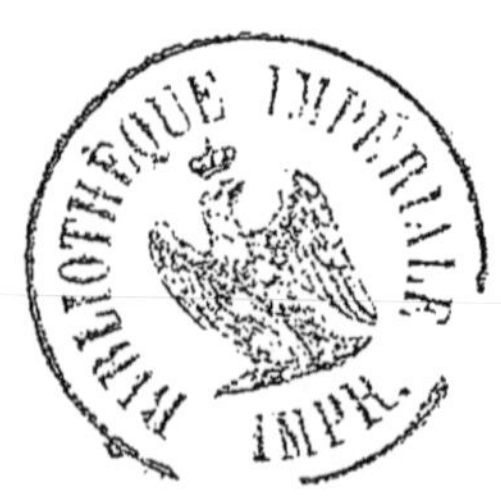

est moins enflée ; l'urine est plus foncée et un peu plus abondante. Densité de l'urine, 1008 ; mais elle ne contient plus que cinquante centigrammes d'albumine par litre. Même prescription.

4 février. Même état. Il se plaint d'une douleur au bras et à l'épaule droite, il lève difficilement le bras à la tête ; il y a un peu de sensibilité au toucher ; cependant la douleur est générale, il est difficile de la localiser ; il ne souffre pas au repos ; l'urine contient toujours cinquante centigrammes d'albumine par litre.

Prescription : *teinture d'agaric bulbeux*, sept grammes par jour.

8 février. Il va mieux. Il n'y a plus que des traces inappréciables d'albumine, et je constate encore au microscope un assez grand nombre de cellules ayant subi la dégénérescence granulo-graisseuse. Même prescription.

18 février. L'état général s'améliore. Traces d'albumine : *teinture d'agaric*, huit grammes par jour.

26 février. Il a eu pendant deux jours un mal de tête qui a cédé. Urine, densité 1014. Pas d'apparence d'albumine en chauffant comme à l'ordinaire, mais un nuage par le procédé des deux couches. Il sent un peu de roideur dans les jambes. Je diminue la dose de six grammes par jour.

1er mars. Il a eu le dévoiement pendant trois jours. Il va bien en ce moment. Cinq grammes par jour.

12 mars. Il allait mieux et a repris son travail de rouleur. Malgré cela, il se sent toujours mieux ; les premiers jours, il était un peu fatigué. Urine, densité 1018.

Léger trouble à la chaleur. *Agar.*, sept grammes par jour.

1ᵉʳ avril. Il a négligé ces jours-ci son traitement, néanmoins il va bien. Urine pèse 1020. Par la chaleur il ne se produit qu'un nuage appréciable seulement par le procédé des deux couches. *Agar.*, cinq grammes par jour.

19 avril. Il a été bien ; mais il y a deux jours qu'il n'a pris de remède. Il se sent un peu fatigué depuis ces deux jours. Il a eu des étourdissements ; il a sué et il sent une douleur à la région de la rate. Je ne trouve pas de gonflement de la rate à la percussion. La densité de l'urine est de 1026. Léger nuage à la couche supérieure. *Agar.*, cinq grammes par jour.

13 mai. Son indisposition n'a pas eu de suite. Il a une douleur au bras droit depuis trois jours. Densité de l'urine 1027. Nuage très-léger de la deuxième couche. *Agar.*, cinq grammes par jour.

17 mai. Il va bien. Il n'y a plus la moindre trace d'albumine. Même traitement.

27 mai. Va bien. Cesser le traitement.

15 juin. Va bien, cependant l'urine laisse voir par le procédé des deux couches un très-léger nuage. Ne m'étant pas trouvé là quand il a laissé son urine, il n'a pas repris de remède.

Malgré cela :

Le 24 juin. Il n'y a pas trace d'albumine dans l'urine qui pèse 1022, et cependant il a quitté son métier pour faire le métier plus pénible de chauffeur. Il a eu un peu de diarrhée. *Teint. agar.*, cinq grammes par jour.

3 juillet. Va bien. Urine pèse 1028. Pas traces d'albumine. Cesser le traitement.

15 juillet. L'urine ne contient pas traces d'albumine et le malade va bien.

DEUXIÈME OBSERVATION.

Madame D..., 49 ans, aubergiste et cultivateur à Franconville.

1866. *Antécédents*. De forte constitution ; elle paraît s'être toujours bien portée. Au commencement de décembre elle eut à souffrir de douleurs dans les reins venant par crises, et qui ne paraissaient aggravées ni par les mouvements ni par la pression. Ces douleurs s'accompagnaient de maux d'estomac, plus tard le teint devint mauvais et elle ressentit de l'engourdissement dans le bras droit.

20 décembre. Elle se sent plus mal ; elle est très-oppressée. Les jambes enflent jusqu'au mollet. Le teint est blême et la figure bouffie. Inappétence, malaise d'estomac. L'examen du cœur ne me fait découvrir aucune lésion.

L'analyse des urines me fait voir une forte proportion d'albumine que je n'ai pas fait doser, mais que j'estime environ entre deux à trois grammes par litre. Je n'ai pas examiné non plus les urines au microscope. *Teinture d'agaric bulbeux*, cinq grammes par jour.

27 décembre. Meilleure mine, figure moins pâle ; elle est moins oppressée, mais les jambes sont plus enflées. Céphalalgie. Mal de cœur de dégoût après le re-

mède. Albumine diminue. *Teint. d'agar.*, six grammes par jour.

1867. 2 janvier. Va mieux ; les jambes sont presque entièrement désenflées. Les maux de tête ont cessé ; elle sent comme un morceau dans le gosier qui la gênerait. Albumine diminue. *Agar.*, six grammes par jour.

15 janvier. Va mieux ; les jambes n'enflent plus ; elle n'a plus guère d'oppression qu'un peu la nuit. L'albumine semble avoir augmenté. Cela tient-il à ce qu'elle n'a pas pris sa dose entière de médicament ? *Teint. d'agar.*, six grammes par jour.

6 février. Même état. *Agar.*, huit grammes par jour.

25 février. Va mieux ; ni enflure ni oppression. Meilleur appétit. Les forces seules ne reviennent pas. L'urine pèse 1009. Albumine dans la proportion de cinquante centigrammes par litre d'après l'analyse de M. Vigier. C'est la première fois qu'il analyse cette urine. Je n'avais pas non plus eu le temps de l'examiner au microscope avant ce jour. Je ne constate pas de désquamation des cellules des reins ; mais il faut observer que la malade va mieux depuis longtemps. *Agar.*, huit grammes par jour.

9 mars. Mieux de santé générale. Urine, densité 1014. Albumine environ quarante centigrammes par litre. *Agar. bulb.*, huit grammes par jour.

25 mars. Douleurs dans le bras droit et manque de force dans les jambes, venant sans doute de ce qu'elle a beaucoup à se fatiguer chez elle. *Agar. bulb.*, huit grammes par jour.

11 avril. Un peu de malaise général. Urine, den-

sité 1020. Encore de l'albumine, quoique moins. *Teint. agar.*, huit grammes par jour.

25 avril. Mieux. Urine, 1022. Albumine diminue, mais elle est encore très-appréciable. *Agar. bulb.*, huit grammes.

1er juin. Va bien. Urine pèse 1025. Elle ne donne plus par la chaleur qu'un léger trouble appréciable seulement par le procédé des deux couches. *Agar. bulb.*, huit grammes.

14 juin. Quelques douleurs dans les bras. Urine, densité 1022. Pas trace d'albumine. *Agar.*, huit grammes par jour.

1er juillet. Cesser le traitement.

Au 8 juillet, il n'y avait pas eu de nouvelle apparition d'albumine, et la malade allait bien.

J'ai quelques considérations à présenter sur ces observations.

La première observation, d'abord, ne laisse, je pense, rien à désirer comme diagnostic ; le poids de l'albumine a été dosé avec précision, les caractères microscopiques ont été examinés ; enfin le malade a été à l'hôpital, où on pourrait au besoin contrôler mon obervation, si toutefois on a pris des notes sur son compte.

Il présente une particularité remarquable pour la théorie que je soutiens, c'est la diminution considérable de l'albumine au début, apparente au 1.er novembre ou, s'il faut faire remonter le début plus haut, en tous cas avant la destruction des reins.

Enfin il a eu, une année avant, un choléra léger ; faut-

il voir dans ce fait une cause prédisposante au dévelop-
pement de sa dernière maladie ?

La deuxième observation n'est pas aussi précise. La
malade demeurait hors Paris ; je n'ai pas examiné son
urine au début au microscope et je n'ai fait doser non
plus l'albumine que lorsque la malade était beaucoup
mieux et l'albumine considérablement diminuée.

Cependant, en tenant compte de la quantité très-
grande de l'albumine ; de la diminution de la densité de
l'urine et enfin de la longue persistance d'une certaine
quantité d'albumine, je crois qu'on ne peut guère se re-
fuser à voir une maladie de Bright authentique ; dans les
deux cas enfin, sous le rapport de la marche de la guérison, j'appellerai l'attention sur ce fait remarquable : que
la densité de l'urine a dépassé de beaucoup la densité nor-
male, dans les derniers temps, il semblerait que la nature ait voulu établir en quelque sorte une compensation
et rejeter l'excès des matériaux qui s'étaient accumulés
d'une façon anormale dans le sang, ou bien que l'impul-
sion imprimée aux forces organiques leur ait fait dépas-
ser pour un instant le but au moment où la résistance
cessait.

Je ne puis terminer non plus sans remercier M. Vigier,
pharmacien, rue du Bac, n° 60, du concours qu'il a bien
voulu me prêter en cette circonstance.

Il a contrôlé toutes mes analyses ; les urines ont été
chaque fois éprouvées à la chaleur et à l'acide nitrique,
et il s'est donné la peine d'opérer l'action délicate du
pesage ; enfin c'est lui qui m'a appris à me servir, pour
reconnaître l'albumine quand la quantité en est si faible
qu'elle devient douteuse, du procédé suivant, fort ingé-

nieux dans sa simplicité et je dirai presque artistique.

On remplit un tube d'urine et l'on chauffe seulement la couche supérieure qu'on fait bouillir. Ainsi on a deux couches d'urine, l'une inférieure qui reste forcément froide, l'autre supérieure bouillante. La comparaison de ces deux couches laisse voir d'autant plus facilement la moindre trace d'albumine qu'on peut comparer côte à côte l'urine chauffée et celle qui ne l'est pas, et que d'ailleurs quand il n'y a pas d'albumine, en général la chaleur tend plutôt à rendre l'urine encore plus claire.

Voici maintenant une observation de *fièvre larvée avec albuminurie*, guérie par la teinture d'agaric :

Perron Auguste, 44 ans, garçon de bureau au service des eaux.

Antécédents. Il a eu des maladies pouvant provenir de refroidissement, tels que des maux de gorge, mais rien qui semble pouvoir être rapporté à son affection actuelle. Comme cause, on peut peut-être invoquer les remaniements de terrain qui ont eu lieu là où il travaille et où il demeure. Il loge en effet à Passy, au-dessus des tranchées faites pour le percement des boulevards du Roi-de-Rome, etc., et il travaille à la pompe à feu du quai de Billy à proximité de travaux où l'on a mis à nu cette année une couche de tourbe, par où passait l'ancien ruisseau de Ménilmontant.

Le 25 février 1867. Depuis quinze jours il est malade, se sent toujours la fièvre ; il a des frissons dans la journée et une douleur dans la région du foie qu'il attribue à une chute. Je ne trouve rien au foie ni aux poumons, mais je constate que la rate est un peu gonflée, la langue est un peu blanche, il n'a pas d'appétit, il est ballonné quand il mange. Je prescris liqueur de Fowler, cinquante gouttes, dans une potion de cent cinquante grammes dont je lui fais prendre cinq cuillerées à café par jour.

1er mars. Même état; il n'a pas de frissons quand il reste couché, il reprend les frissons aussitôt qu'il se lève. Je ne constate pas d'intermittence marquée dans la fièvre, et cependant la rate est augmentée de volume et mesure quatorze centimètres de largeur sur neuf de hauteur. Les urines sont rares, très-chargées et donnent un peu d'albumine appréciable à la chaleur et à l'acide nitrique.

Au microscope, malgré leur état trouble, je constate peu de cellules épithéliales de la vessie, peu ou point des reins; quelques filaments de nature douteuse et une masse de matière granuleuse; sans doute du mucus ou peut-être des cellules détruites.

Le 2 mars, l'urine plus claire pèse 1008; on peut évaluer l'albumine à deux centigrammes par litre. Je prescris *teinture d'agaric bulbeux*, quatre grammes par jour.

3 mars. Moins bien, malaise, oppression, même prescription.

5 mars. Mieux, la fièvre diminue, la rate reste dans le même état, *agar. bulb.*, cinq grammes par jour.

7 mars. Mieux, la fièvre diminue, la rate reste gonflée, l'urine ne contient plus d'albumine, elle pèse 1014; *agar.*, cinq grammes par jour.

13 mars. Il n'a eu qu'un seul jour de fièvre. *Agar.*, six grammes par jour.

16 mars. L'amélioration persiste, la rate diminue un

peu, elle mesure seulement douze centimètres sur sept.

12 avril. L'amélioration a toujours été en augmentant, il a repris son travail ; la rate ne mesure plus que six centimètres de hauteur, largeur (?) Il y a six jours qu'il n'a pris de remède, il a eu une éruption urticaire, la nuit. Je lui fis prendre encore pendant quelques jours quatre grammes d'*agaric bulbeux*, puis il a cessé le traitement et s'est bien porté jusqu'à ce jour.

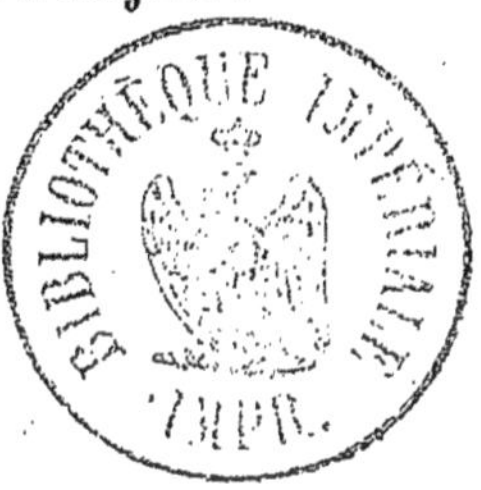

PARIS. — IMP. SIMON RAÇON ET COMP., RUE D'ERFURTH, 1.

www.ingramcontent.com/pod-product-compliance
Ingram Content Group UK Ltd.
Pitfield, Milton Keynes, MK11 3LW, UK
UKHW021054150726
13693UKWH00007B/2611